LA PHRÉNOLOGIE.

LA PHRÉNOLOGIE,

D'APRÈS

LES PLUS RÉCENTES DÉCOUVERTES,

MISE A LA PORTÉE

DE TOUTES LES INTELLIGENCES,

PAR UN MEMBRE

DE LA SOCIÉTÉ PHRÉNOLOGIQUE

D'ÉDIMBOURG.

TRADUIT DE L'ANGLAIS PAR V. AUGER,

PROFESSEUR DE LANGUES

AU PENSIONNAT DE M. COLOMBEL, A BOLBEC.

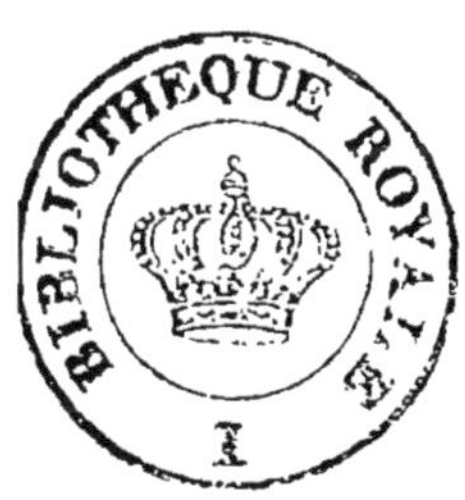

BOLBEC,

Imprimerie et Lithographie de VALIN.

1842.

PRÉFACE.

Les progrès éclatans que continue de faire la Phrénologie, en dépit des violens efforts de ses antagonistes, ont fait de cette science un sujet d'intérêt général; et c'est dans le but d'être utile aux personnes qui ne sauraient y consacrer beaucoup de temps ou d'argent, qu'on a publié ce précis, qui contient le plus simplement possible, et au prix le plus modique, tous les traits essentiels et dominans de la science. Il offre, dans un cadre resserré, un aperçu rapide, en même temps que lumineux et substantiel de la Phrénologie. L'exposition des principes de la science y est adaptée aux capacités les plus communes; et l'application pratique des principes traitée à fond présente des conseils capables de mettre le jeune Phrénologiste à même de procéder dans ses observations avec toutes les chances possibles de succès.

NOMENCLATURE
PHRÉNOLOGIQUE.

NOMS DES ORGANES

SE RAPPORTANT AUX CHIFFRES INDICATEURS

DE LEURS SIÉGES RELATIFS.

AFFECTIVES.

I. Penchans.

1. Amativité.
2. Philogéniture.
3. Concentrativité.
4. Affectionivité.
5. Combativité.
6. Destructivité.
— Alimentivité.
7. Secrétivité.
8. Acquisivité.
9. Constructivité.

II. Sentimens.

10. Estime-de-Soi.
11. Approbativité.
12. Circonspection.
13. Bienveillance.
14. Vénération.
15. Fermeté.
16. Consciensiosité.
17. Espérance.
18. Merveillosité.
19. Idéalité.
20. Gaîté, Esprit Caustique ou de Saillie.
21. Imitation.

INTELLECTIFS.

I. *Perceptifs.*

22. Individualité.
23. Configuration.
24. Etendue.
25. Pesanteur.
26. Coloris.
27. Localité.
28. Calcul.
29. Ordre.
30. Eventualité.
31. Temps.
32. Tons.
33. Langage.

II. *Réflectifs.*

34. Comparaison.
35. Causalité.

TABLE

DES MATIÈRES.

II. Sentimens propres à l'homme, 37.

ORDRE II.

FIN DE LA TABLE.

INTRODUCTION.

La *Phrénologie* est un système de philosophie, posant en principe fondamental que le cerveau est l'organe exclusif pour la manifestation de l'esprit, et que les différentes parties du cerveau ont des fonctions différentes (1).

Il est démontré jusqu'à la dernière évidence que toute manifestation intellectuelle émane du cerveau. Les faits qui justifient cette conclusion sont ceux-ci :

1° L'inflammation du cerveau est uniformément suivie du délire, qui cesse par l'enlèvement de l'inflammation ;

2° Une forte compression du cerveau produit l'insensibilité instantanée du sujet qui l'éprouve, et dont les facultés suspendues reparaissent par la seule cessation de la force comprimante ;

(1) Le terme *Phrénologie* signifie littéralement, doctrine de l'esprit : comme science, la Phrénologie traite des facultés ou puissances intellectuelles, et de la relation de ces mêmes facultés ou puissances avec certaines conditions corporelles.

3° L'idiotie est l'invariable résultat d'un trop petit développement du cerveau, quoique tous les autres organes du corps soient parfaitement conformés.

Le grand principe fondamental de la science, c'est que le cerveau est une agrégation d'organes, ou d'appareils organiques, à l'aide de chacun desquels se manifeste une faculté intellectuelle distincte. Cela n'est point une pure supposition des phrénologistes, mais une conclusion tirée de l'existence des phénomènes intellectuels, qu'on ne peut, d'après aucun autre principe, expliquer d'une manière satisfaisante, et qui, en même temps, n'est point incompatible avec la structure du cerveau.

Les phénomènes d'où se déduit la preuve que le cerveau est un agrégat de parties, chacune reconnaissant une fonction particulière, sont les suivants :

1° Les facultés mentales ne se développent pas également ni simultanément ; mais elles apparaissent successivement, à mesure que se développent les différentes parties du cerveau qui leur sont dévolues ;

2° Le génie est généralement exclusif. Par exemple, tel est doué d'un puissant génie pour la poésie et la musique, qui en est totalement dépourvu pour la métaphysique ou les mathématiques ;

3° Dans les songes, quelques-unes des facultés veillent, tandis que les autres sommeillent : or, si elles se manifestaient toutes par un seul et même organe, il leur serait absolument impossible d'apparaître en même temps dans des états si opposés ;

4° Dans la folie partielle, ou monomanie, il existe une grande défectuosité dans les opérations de quelques-unes des facultés, tandis que les autres continuent à se manifester énergiques et intactes ;

5° Une lésion quelconque du cerveau n'affecte pas au même degré toutes les facultés mentales ; mais seulement une ou plusieurs en particulier, accusent dans leurs fonctions une perturbation manifeste ;

6° Le cerveau, pendant sa croissance, subit divers changements de configuration, chacun correspondant à l'état permanent et définitif de l'organe, chez différents animaux des ordres inférieurs.

Le fondateur de cet admirable système fut le docteur Gall, de Vienne. Voici, en peu de mots, comment il fut amené à en faire la découverte.

Il remarqua d'abord que ceux de ses camarades de collége, doués d'une étonnante mémoire, avaient généralement les yeux à fleur de tête ; et il se rappela que ceux qui se distinguaient par la même aptitude dans la première école qu'il avait fréquentée, étaient caractérisés par une particularité semblable.

Réfléchissant que, si la mémoire verbale est

indiquée par un signe extérieur, il en pouvait bien être de même des autres facultés de l'esprit, il observa dès lors très-scrupuleusement tout sujet qui lui parut remarquable par quelque particularité de talent ou de caractère. Il visita des asiles, des prisons et des écoles, et y étudia les développements des têtes de sujets remarquables par des facultés intellectuelles hors ligne ou défectueuses. Il saisit de même toute occasion qui se présenta d'examiner les cerveaux de ceux dont, vivants, il avait observé les têtes, et reconnut comme un fait général, que la surface du cerveau, et la configuration que le crâne avait présentée durant la vie, coïncidaient parfaitement. Il recueillit de cette manière, avec le plus infatigable zèle, des cas sans nombre de développements cérébraux, et découvrit insensiblement qu'il existait une parfaite concordance entre des talents ou des aptitudes particulières, et des formes de têteparticulières. Les faits continuant à se succéder ainsi à l'appui de ses observations antérieures, il exposa enfin son système dans des cours publics, à Vienne, en 1796.

Le docteur Spurzheim commença sous lui l'étude de la science, en 1800, et devint son collaborateur, en 1804. Il a fait, de son côté, certaines découvertes sur l'anatomie et la physiologie du cerveau, et a formulé ses propres observations avec celles du docteur Gall, en un magnifique système de philosophie mentale, ou psychologie. C'est principalement à ses travaux et à ses exertions personnelles que l'Angleterre doit la connaissance de cette science.

La Phrénologie fait de nos jours de rapides progrès, et opère des conversions tant chez nous qu'au dehors. Elle est défendue par une infinité de gens qui naguère étaient violemment prévenus contre elle; et un grand nombre des plus habiles écrivains de notre siècle, reconnaissent la justesse, la vérité de ses principes.

Bien que la Phrénologie enseigne que le cerveau se compose d'un certain nombre d'organes, exécutant chacun une fonction mentale particulière, elle ne nous apprend pas si l'esprit est un agrégat de facultés séparées, ou une substance simple : elle ne nous fournit à cet égard aucun renseignement quelconque; cependant les phrénologistes, avec les philosophes en général, croient l'esprit une substance simple et indivisible.

Il serait illogique de conclure que la Phrénologie, en rattachant ainsi les facultés intellectuelles à des organes particuliers, conduit au matérialisme. Pour ce faire, il faudrait qu'elle enseignât que les différentes parties cérébrales, ou certains états de ces parties, sont l'esprit, ce qu'elle ne fait pas. Elle établit simplement que ces parties sont les organes de l'esprit, ce qui est de soi une dénégation directe que le matérialisme soit au bout de la Phrénologie. Nul n'a la faiblesse de croire que les nerfs auditif et visuel sont l'ouïe et la vue ; ils ne sont que les organes de ces sens, et rien de plus : de même les différentes parties cérébrales ne sont et ne peuvent être que les organes de l'esprit.

La Phrénologie ne conduit pas plus nécessairement à aucune recherche quelconque sur l'union matérielle et spirituelle, ou sur la substance de l'esprit : de telles investigations ne pouvant aboutir qu'à des spéculations vagues et d'une parfaite inutilité.

On juge de l'énergie de chaque faculté mentale par le volume de son organe cérébral ; car toute faculté intellectuelle est invariablement en raison directe du développement cérébral y correspondant ; supposé égales certaines autres conditions, qui sont : 1° la constitution ou qualité du cerveau ; 2° le tempérament ; 3° des combinaisons particulières d'organes ; et 4° l'exercice.

La première condition a pour effet de rendre les manifestations d'un cerveau d'une texture fine et d'une constitution vigoureuse, plus énergiques que celles d'un autre cerveau de même dimension, mais non doué naturellement de ces qualités.

La seconde exerce son influence en communiquant au cerveau l'état particulier d'activité, d'énergie, de permanence d'action ; ou d'engourdissement, de torpeur ou de mollesse, inhérent au système en général.

La troisième agit par le contrôle ou le *stimulus* qu'une série de facultés exerce sur d'autres, diminuant ou augmentant ainsi la puissance avec laquelle elles se manifesteraient sous des circonstances opposées. D'où il suit que les penchants, complètement soumis au contrôle de sentiments plus élevés, sont faibles, faute d'exercice, comparés aux mêmes penchants, libres de tout frein semblable, et dans un état d'activité continuelle : par exemple, un grand développement de l'*Approbativité*, en stimulant ou réveillant quelques autres facultés, en accroît la puissance ou l'énergie d'après le même principe, etc.

La quatrième influe par l'accroissement de vigueur d'un ou de plusieurs organes, de même qu'un fréquent exercice fortifie et développe tout organisme quelconque.

On juge du volume de chacun des organes et de tout l'encéphale par la capacité et le développement particulier du crâne, qui, en général, représente assez fidèlement la configuration du cerveau, quoique la surface interne du crâne suive quelquefois plus rapidement que l'externe le rétrécissement ou l'affaissement du cerveau, subséquent au moyen âge de la vie, ou qu'une portion de la boîte osseuse s'amincisse plus qu'une autre dans la vieillesse ; et qu'ainsi on ne puisse absolument considérer le crâne comme un indice parfaitement exact de la forme du cerveau. De plus, dans l'enfance, le cerveau et le crâne ne sont qu'imparfaitement formés, et cette phase de la vie prête à la même objection. Le sinus frontal peut aussi offrir, à son siége, un léger obstacle à la rigoureuse observation du développement cérébral.

On appelle *sinus frontal* un écartement causé par la divergence des deux lames de l'os frontal, ayant lieu au sommet du nez. Il ne couvre pas d'organes phrénologiques avant l'âge de dix-huit ans, passé lequel il s'étend quelquefois sur les espaces portant les numéros 22, 23, 24 et 25, indiqués sur les bustes, et naturellement il jette un certain degré d'incertitude sur le développement de ces organes.

L'époque de la vie qui se prête le mieux aux démonstrations précises de la science, est celle depuis la septième jusqu'à la dix-huitième année ; car, à la première de ces époques, le cerveau est suffisamment développé, et, dans l'intervalle de ces mêmes époques, le crâne est si mince qu'il contrarie fort peu nos observations. Ce n'est pas qu'à sept ans le cerveau soit entièrement développé, mais il l'est suffisamment. Quant à la consistance de la masse cérébrale, elle s'accroît avec l'âge de l'individu ; et il va sans dire que, sans la consistance requise, l'organe ne saurait manifester de facultés mentales continues et énergiques. En aucun cas, l'épaisseur du crâne ne peut s'accroître, et les sinus frontaux s'élargir, au point de rendre impossible l'observation exacte et précise de la dimension ou grandeur du cerveau ; car, en même temps que la divergence du parallélisme dans les deux lames du crâne n'excède pas deux huitièmes de pouce à aucune époque de la vie, la différence de dimension dans les différentes parties du cerveau ne s'étend pas au-delà d'un pouce à un pouce et un quart.

Un organe mental se définit un *instrument matériel*, par l'entremise duquel l'âme, en cette vie, entre dans des états particuliers, actifs et passifs.

Le terme *faculté*, en Phrénologie, sert à exprimer convenablement des états particuliers de l'âme, influencée par des organes particuliers. Ainsi, *faculté de la consciencciosité* signifie tout mode particulier de sentir, déterminé par l'organe de la consciencciosité ; *faculté de la bienveillance* a la même signification par rapport à l'organe de ce sentiment.

Une faculté peut être considérée primitive : 1° Quand elle existe dans une sorte d'animaux et non dans une autre ; 2° quand elle varie dans les deux sexes de la même espèce ; 3° quand elle n'est pas proportionnée aux autres facultés du même individu ; 4° quand elle ne se manifeste pas simultanément avec les autres facultés : c'est-à-dire quand elle apparaît et disparaît de meilleure heure ou plus tard que les autres facultés ; 5° quand elle peut agir ou se reposer séparément ; 6° quand elle se transmet d'une manière distincte des parents aux enfants ; et 7° quand elle peut conserver isolément son état propre de santé ou de maladie.

La connaissance anatomique du cerveau est très-avantageuse pour le phrénologiste pratique, mais elle ne lui est pas indispensable. En voici, du reste, une rapide analyse : ce viscère essentiel se compose de deux hémisphères correspondants et séparés par une forte membrane, appelée la *faux de la dure-mère ;* il consiste en une agrégation de parties, qui, comme on l'a déjà observé, manifestent les différentes facultés intellectuelles. Les deux hémisphères se correspondent généralement pour la forme et les fonctions : ce qui fait que nous avons les organes doubles, un dans chaque hémisphère, pour chaque penchant, aptitude ou faculté mentale. La mise en communication et en coopération réciproques des deux hémisphères est effectuée par le corps calleux et par d'autres commissures. Dans l'homme, le *cervelet*, ou petit cerveau, est sis à la partie postérieure inférieure de la tête, au-dessous du cerveau, dont il est séparé par une épaisse et forte membrane, appelée la *tente du cervelet.* Ils sont reliés l'un à l'autre par un corps qu'on nomme la *moëlle allongée ;* et toute la masse cérébrale consiste en fibres qui rayonnent de la moëlle allongée à la périphérie, où sont situées les circonvolutions.

De l'examen de chaque partie distincte du cerveau on est conduit rationnellement à conclure que cette même partie est un organe distinct ; et, en effet, à circonstances égales, le volume de chaque partie est invariablement en raison directe de l'énergie d'une faculté ou puissance mentale particulière.

I. FACULTÉS AFFECTIVES.

1° PENCHANTS.

Division et Classification.

On divise les facultés mentales en deux ordres : les *Affectives* et les *Intellectuelles*, qui se subdivisent en genres : les premières en deux : *Penchants* et *Sentiments* ; et les secondes en trois : *Sens externes*, *Facultés perceptives* , et *Facultés réflectives*.

ORDRE I.—FACULTÉS AFFECTIVES.

GENRE I.—PENCHANTS.

Par la nature des facultés comprises dans le genre premier se produit un penchant d'une qualité spécifique. Elles ne forment pas les idées, et l'homme les a en commun avec les animaux.

1° *Amativité.*

L'organe de l'*Amativité* est sis à la partie postérieure inférieure de la tête, entre les apophyses mastoïdes, et au haut du cou, qu'il rend volumineux, s'il est amplement développé. La portion du cerveau nommée cervelet est l'organe de ce penchant.

Sa fonction est d'éveiller l'instinct de la reproduction, le penchant sexuel : ce qui fait qu'il n'est guère ou nullement senti durant les première périodes de la vie. C'est que le cervelet, par l'intermédiaire duquel il se manifeste, n'est alors que très-imparfaitement développé, et n'acquiert sa pleine consistance ou maturité d'organisation que dans l'âge adulte.

Chez les nouveaux-nés, la proportion du cervelet avec le cerveau est comme 1 à 13, 15 ou 20 ; chez les adultes, comme 1 à 6, 7 ou 8. La proportion de cet organe avec le cerveau est aussi généralement plus forte chez les mâles que chez les femelles.

On en voit des développements remarquables dans les masques ou plâtres de Mitchell, de Dean, de Raphaël, de Mirabeau, de Byron, où il est très-ample. Il est très-petit dans ceux de Boileau, de Kant et de Hette.

L'existence de cet organe est hors de doute. La prédominance de ce penchant peut entraîner aux abus résultant de tout mode de satisfaction déshonnête, illicite ou criminel. Contenu par les facultés plus élevées, il conduit à d'utiles résultats, au mariage et au culte des affections domestiques.

2° *Philogéniture.*

Cet organe est placé immédiatement au-dessus de la partie moyenne du cervelet. De son grand développement résulte une saillie à la partie postérieure de la tête.

C'est par sa fonction que se produit, en général, l'amour instinctif de la progéniture. Si le penchant est énergique, l'individu éprouve un grand plaisir à voir, à contempler et à caresser des enfants. Ce sentiment est distinct de la bienveillance, puisqu'on le trouve fréquemment chez des individus, sans la moindre sympathie ou commisération pour les adultes.

Il est, en général, moins prononcé chez les mâles que chez les femelles, dont la tête est aussi, généralement, plus étroite et plus allongée en arrière. Sa suractivité ou son excessif développement conduit à faire les enfants douillets et gâtés, et à s'affliger inconsolablement de leur perte.

Les peuples remarquables par un grand développement de cet organe, sont les Indous, les Nègres et les Caraïbes.

L'existence de cet organe est constatée.

3° *Consentrativité.*

Cet organe a son siége immédiatement au-dessus de celui de la Philogéniture, et au-dessous de celui de l'Estime-de-Soi. Spurzheim le regarde comme encore problématique, tandis que M. Combe et d'autres sont portés à croire que c'est par son entremise que s'opère la concentration simultanée vers un objet particulier, de deux ou d'un plus grand nombre des facultés intellectuelles. Ils présument qu'il se manifeste dans un auteur par un style substantiel et concis, avec un rigoureux enchaînement des idées, une distinction nette et claire des rapports, une grande unité d'objet : le tout résultant, selon eux, de l'influence de cette faculté sur les autres.

Le nom que lui donne Spurzheim est celui d'*Habitativité* : ayant observé cet organe très-ample chez les personnes et les animaux qui s'attachent à des lieux particuliers.

4° *Affectionivité.*

Cet organe est situé à chaque côté de la Concentrativité, au-dessus de la Philogéniture. C'est par sa fonction que se produit la tendance instinctive à l'attachement des objets animés ou inanimés. Il inspire à ceux chez qui il est énergique, une impulsion, un penchant involontaire à s'attacher étroitement à l'objet de leurs prédilections; et la réciprocité, dans ce cas, fait leurs plus grandes délices. Les femelles l'ont généralement plus développé que les mâles. L'individu qui le possède énergique, éprouve de cuisants regrets d'être séparé d'un ami, ou de quitter son pays, et est exposé au mal connu sous le nom de *nostalgie*. Si l'organe est faible ou défectueux, il en résulte disette ou absence complète d'attachement pour l'espèce humaine : on peut alors se faire anachorète ou ermite.

L'existence de cet organe est attestée.

5° *Combattivité.*

Cet organe est sis à l'angle inférieur et postérieur de l'os pariétal, à chaque côté de la Philogéniture. C'est à sa fonction, quand il est énergique, que sont dus le courage actif et le penchant à l'attaque. Il inspire un sentiment de hardiesse, d'audace; fait envisager de sang-froid les obstacles, et excite puissamment à les surmonter. De sa grande énergie résultent le désir des luttes, le goût des querelles, la pétulance et l'amour des combats; de sa grande faiblesse suit un manque général de fermeté, d'énergie, d'aplomb, ou de tenue dans le caractère.

On trouve cet organe très-développé chez les Caraïbes, dans les portraits du roi Robert Bruce, du général Wurmser, de David Haggart, et généralement chez tous les individus enclins à la résistance de fait ou de paroles.

Il ne faut pas s'imaginer que la tendance à combattre soit la seule produite par cet organe; la faculté peut se manifester de mille autres manières que par cette tendance, qui n'en est, à proprement parler, qu'un abus.

6° *Destructivité.*

Cet organe est placé immédiatement au-dessus, et s'élonge un peu en arrière et en avant de l'orifice externe de l'oreille. C'est de sa fonction qu'émane l'instinct de la cruauté, le penchant à détruire en général. Il pousse à la destruction, à l'extermination des êtres ou des objets que la Combattivité porte seulement à repousser et à vaincre. La colère, la fureur et la rage, en sont des manifestations. Il est essentiel à l'écrivain satirique, dont il rend le style mordant, incisif et piquant. De sa grande énergie résulte une cruauté sans frein, s'il n'est contrôlé par la prédominance des facultés morales; et, de sa défectuosité, une absence de feu et d'énergie dans la constitution de l'individu, un affaiblissement de susceptibilité qu'il sent lui-même, non moins que les autres, dont il est exposé à subir les bravades ou les sarcasmes.

On trouve des développements remarquables de cet organe dans les têtes de Dean, de Thurtell, du roi Robert Bruce, de Voltaire, de Bellingham; dans les assassins froids et résolus, et chez les personnes qui se complaisent dans la cruauté. En général, il est petit chez les Indous. L'existence de cet organe est reconnue. Tous les animaux ne le possèdent pas à un égal degré : chez les *carnassiers*, qui vivent par la destruction des autres animaux, l'instinct est très-énergique, tandis que, chez les herbivores, il est généralement très-faible. La forme du cerveau diffère aussi notablement chez les divers animaux : l'espace entre les oreilles est, chez les carnivores, la partie la plus développée du cerveau ; le contraire a lieu chez les herbivores, où cette partie est la plus étroite

6° *Alimentivité.*

Cet organe est situé probablement dans la *fosse zygomatique*, immédiatement au-dessous de l'*Acquisivité*, et en avant de la Destructivité. On croit qu'il conduit au choix des aliments; qu'il est l'organe de l'instinct qui nous excite à prendre de la nourriture. Sa place est indiquée par une croix sur les bustes. (Voyez *Figures.*)

7° *Secrétivité.*

Cet organe est sis immédiatement au-dessus de la Destructivité. Sa fonction est de produire la tendance instinctive à dissimuler ou à taire les diverses pensées, les émotions et les désirs qui naissent dans l'esprit, tant que l'entendement ne les a pas médités ou jugés. Il fait les caractères prudents, impose un frein aux autres facultés, et oppose une barrière à l'indiscrète et importune curiosité. Il suggère à l'homme et aux animaux l'adresse d'éviter les surprises de leurs ennemis, quand ils ne sont pas en mesure de les repousser à force ouverte. Il conduit l'écrivain à l'ironie;

et, combiné avec l'organe de l'*Esprit-Caustique* ou de *Saillie*, il donne naissance au talent de la gaîté folâtre, de la fine raillerie.

Sa grande énergie, s'il n'est réglé par une forte intelligence et de bonnes qualités morales, engendre la ruse, l'astuce, au lieu de la prudence, et peut conduire à l'habitude, à la pratique du mensonge et de la fourberie; et, combiné avec l'*Acquisivité*, il peut mener jusqu'au larcin, au vol adroit, fournissant la ruse nécessaire à cette dernière industrie. De sa grande défectuosité résulte une absence de tact chez l'individu dans ses rapports avec la société : ses pensées, ses émotions s'expriment sans le moindre égard au temps, au lieu et aux circonstances. Effectivement, il ne saurait adapter celles-ci à ceux-là, ou bien il éprouve à le faire une difficulté infinie. L'existence de cet organe est constatée.

8° *Acquisivité*.

Cet organe a son siége en avant de la Secrétivité, et au-dessous de l'*Idéalité*. C'est à son influence qu'est due la passion d'acquérir ou de posséder en général. Ce penchant n'affecte pas de direction particulière; il en reçoit une des autres facultés, qui peuvent le conduire à faire désirer la possession ou l'acquisition de tableaux, de médailles antiques, de minéraux, etc., tout aussi bien que d'argent.

De sa grande énergie ou de sa mauvaise direction, résultent l'avarice, la convoitise, l'improbité, l'inclination au vol.

On en trouve des développements remarquables dans Heman, dans le plâtre du révérend M. Martin; il est médiocre chez le roi Robert Bruce. L'existence de cet organe est reconnue.

9° *Constructivité.*

Cet organe est situé en avant de l'Acquisivité, un peu au-dessus et en arrière de l'angle externe de l'œil. C'est par sa fonction que se produit la tendance instinctive ou l'aptitude innée à construire en général; mais, comme celui de l'Acquisivité, il reçoit sa direction des autres facultés. Si, par exemple, il se combine avec la Combattivité et la Destructivité, il détermine une préférence en faveur de la construction des instruments de guerre; avec l'organe de la *Vénération* prédominant, il pousse à l'érection de temples, d'églises, et de tout ce qui se rattache au culte religieux.

Cet organe est indispensable pour le génie des sciences mécaniques. Les animaux constructeurs en sont aussi amplement pourvus : témoin le mulot et le castor, ainsi que tous les animaux remarquables par leurs capacités constructives.

On en trouve des développements notables dans les plâtres ou les portraits de Raphaël, de Michel-Ange, de Brunel, de Haydn, et de Herschell, où il est très-amplement développé. Les Nouveaux-Hollandais l'ont petit en général.

Etant indispensable pour le talent des travaux artistiques de tout genre, cet organe se trouve proéminent chez tous les peintres, les sculpteurs, les mécaniciens et les architectes qui se sont distingués dans leurs sphères respectives. L'existence en est hors de doute.

GENRE II.—SENTIMENTS.

La nature des facultés se rattachant au second genre de dispositions affectives, est la simple production d'un *Sentiment*, c'est-à-dire, d'un penchant combiné avec une *sensation*, ou émotion d'une certaine espèce. Elles ne forment pas d'idées spécifiques. Quelques-unes d'elles sont particulières à l'homme, qui a les autres en commun avec les animaux. Ces dernières sont : l'*Estime-de-Soi*, l'*Approbativité*, la *Circonspection* et la *Bienveillance*. Il va sans dire que ces facultés existent, chez les animaux d'ordre inférieur, dans un état plus faible, et dans des conditions plus restreintes que chez l'homme ; mais elles n'en sont pas moins essentiellement de la même nature, et dans l'un et dans les autres.

10° *Estime-de-Soi.*

Cet organe est placé à la partie supérieure de l'occiput, immédiatement au-dessus de la Concentrativité. Sa fonction est de produire l'amour-propre en général. Il inspire à l'âme un haut degré de confiance en ses propres forces ; et, combiné avec de nobles sentiments et une haute intelligence, il donne de la dignité et de la grandeur au caractère.

S'il est trop actif ou trop largement développé, il se manifeste par l'arrogance, l'orgueil, la fatuité ou l'égoïsme. Combiné avec l'*Approbativité* aussi largement développée, il fait naître l'envie, la jalousie ; avec la Destructivité, non dirigée par la *Bienveillance* et la *Consciencíosité*, il nous fait nous complaire à divulguer les défauts d'autrui, et à tâcher de le faire paraître ridicule ou méprisable. De sa défectuosité résultent l'humilité, le manque de confiance en ses propres forces, et une certaine répugnance à avouer cette faiblesse machinale.

On trouve des développements remarquables de cet organe dans les masques de David Haggart, de Dempsey, et chez les Indous, où il est ample. Il est médiocre dans les plâtres du docteur Hette, et chez les Indiens-Américains. Cet organe est reconnu.

11° *Approbativité.*

Cet organe est sis à chaque côté de l'Estime-de-Soi, immédiatement au-dessus de l'Affectionivité. C'est à sa fonction qu'est dû l'amour de l'estime, des louanges, ou de l'approbation d'autrui. Il n'affecte pas de direction particulière dans la poursuite de sa propre satisfaction ; il est entièrement subordonné aux autres facultés. Si, par exemple, il se combine avec une intelligence et des sentiments supérieurs, il incite le poète, le sculpteur, le guerrier et l'orateur, à poursuivre la conquête d'une honorable renommée; si les penchants prédominent, l'individu goûte un ineffable plaisir à être réputé le meilleur combattant, ou le plus fameux buveur entre tous.

De sa grande énergie résultent, pour l'individu, une extrême susceptibilité sur l'opinion des autres à son égard, et le comble du malheur si un rival le prime à l'endroit des éloges, des suffrages. De sa défectuosité suit une insouciance à peu près complète du sujet, touchant ce que peuvent penser les autres sur son compte.

On trouve des développements remarquables de cet organe dans les plâtres ou les bronzes du roi Robert Bruce, du docteur Hette, de Clara Fisher, et chez les Indiens-Américains, où il est très-ample. Il l'est aussi uniformément chez les individus timides : cette disposition provenant en grande partie de la crainte d'encourir le blâme, la désapprobation. Il est défectueux dans les bronzes ou plâtres de Haggart et de Dempsey.

L'existence en est bien constatée.

12° *Circonspection.*

Cet organe est situé vers le milieu de chacun des pariétaux, et fait angle avec une ligne entre l'Affectionivité et l'Approbativité, en avant de es deux organes. C'est par sa fonction que se roduit l'émotion de la crainte en général : il onduit l'individu à hésiter avant d'agir, et à ien peser les conséquences probables de ses actes: ussi son développement dans une juste mesure st-il essentiel pour la production d'un caractère rudent et circonspect.

De sa prédominance émane l'irrésolution, l'in- écision; et de sa surexcitation par des causes nternes, résultent des sensations de terreur, 'épouvante, et le mal qu'on nomme *Hypocon- rie.* Défectueux, il fait les caractères inaccessi- les à la crainte, avec tendance à agir sans mûre élibération.

On en trouve des développements remarqua- les dans les bronzes du docteur Hette, et chez es Indous. Il est médiocre dans les portraits de ellingham et de Marie Mac Innes, et petit dans elui du général Wurmser.

Ce serait se tromper lourdement que de croire ette faculté incompatible avec un grand courage ersonnel : Robert Bruce et Hannibal se firent emarquer par leur bravoure, leur intrépidité, ien que doués tous deux de la Circonspection un éminent degré.

Son existence est hors de doute.

13° *Bienveillance.*

Cet organe est sis au sommet et vers la partie ntérieure, immédiatement en avant de la *fon-*

tanelle, ou *fontaine de la tête*. Sa fonction est de disposer à la compassion et à l'active bienveillance ; d'inspirer le désir du bonheur d'autrui, dont il fait voir et juger charitablement les actions.

De l'incomplet développement de cet organe ne résulte nullement la cruauté, mais seulement l'indifférence de l'individu pour le bien-être de ses semblables; bien que la cruauté puisse être la conséquence d'une Destructivité sans contre-poids ; ce qui n'aurait pas lieu, si la Bienveillance était suffisamment prononcée.

On trouve de grands développements de cet organe dans les bronzes ou les portraits de Jacob Jervis et de Henri IV, où il est très-remarquable. Dans ceux de Bellingham, de Griffiths, et chez les Caraïbes, il est très-petit; et médiocre dans ceux de Robert Bruce et de Gordon.

Nous avons dit que l'homme a cet organe en commun avec les animaux, dans lesquels il se manifeste par la douceur, la bonté de naturel. On a remarqué invariablement ces qualités chez les animaux, en raison du grand développement ou de la défectuosité de cet organe. Le cheval en offre une démonstration des plus satisfaisantes. Dans cet animal, l'organe est sis au milieu du front, un peu au-dessus des yeux, où son grand développement ou sa défectuosité se trouve concorder parfaitement avec son caractère. Dans le premier cas, il est bon, doux et facile à dresser;

dans le second, il est vicieux, méchant, enclin à mordre et à ruer. L'existence de cet organe est bien établie.

I.—SENTIMENS PROPRES A L'HOMME.

Ces Sentimens sont la *Vénération*, la *Fermeté*, la *Consciènciosité*, l'*Espérance*, la *Merveillosité*, l'*Idéalité*. l'*Esprit-Caustique*, ou de *Saillie*, et l'*Imitation* ou *Mimique*. Ces Sentimens sont du même caractère instinctif que les penchans et les sentimens que l'homme a en commun avec les animaux. Ils sont par eux-mêmes aveugles, et n'ont pas moins, par conséquent, besoin d'être dirigés par une intelligence éclairée, que les plus infimes propensions de notre nature.

14° *Vénération.—Religiosité.*

Cet organe est sis immédiatement en arrière de la Bienveillance, au milieu de l'aspect coronal du cerveau. C'est de sa fonction que résultent les sentimens de respect, de vénération, et d'adoration, si la faculté est dirigée vers l'Être-Suprême.

Sa prédominance est sujette à inspirer un respect poussé jusqu'à la superstition pour tous les objets de l'antiquité ; et sa puissante énergie, combinée avec un grand développement de l'*Espérance* et de la *Merveillosité*, peut occasionner un tel degré d'enthousiasme religieux, qu'il aboutisse à la démence, à la folie. Sa défectuosité, au contraire, rend l'ame peu accessible de telles émotions ou sentimens de respect mais n'engendre pas nécessairement l'impiét l'irréligion.

Cet organe peut même être éminemment dé veloppé, sans que l'individu ait pour cela un forte dose du sentiment religieux; et tel peu être le cas, si la faculté n'est point dirigée ver l'être suprême. Voltaire, chez qui l'organe ava un développement extraordinaire, fournit u exemple frappant de cette particularité. Il sais tant qu'il vécut toutes les occasions de tourne la religion en ridicule; mais cependant, l'o retrouve en lui la puissante manifestation de faculté, dans le tribut de haute et presque ser vile déférence qu'il se complaisait à payer au personnes au-dessus de lui par leur position d rang, d'autorité, ou de fortune.

L'ample développement de cet organe n conduit donc nécessairement à aucun moc particulier de culte religieux ; il imprime seul ment l'aptitude ou la tendance à vénérer, adorer ; mais l'objet de l'adoration peut dépe dre de circonstances contingentes, éventuelle telles que l'éducation, l'ignorance, ou les lu mières de l'entendement. Avec un esprit faib et croupissant dans une crasse ignorance, l'o gane de la vénération peut conduire à la fer vente adoration de *troncs d'arbres* ou de *pierre* Une intelligence éclairée nous porte seule à echerche d'un être digne d'hommages rationels.

On trouve des développemens remarquables e cet organe dans les bronzes, plâtres ou poraits de Raphaël, de Bruce, de Martin, et chez s Nègres, où il est ample. Il est petit dans elui du docteur Hette. L'existence de cet organe e peut plus être contestée.

15° *Fermeté.—Constance.*

Cet organe a son siége vers la partie postéeure de la tête, entre l'Estime-de-Soi et la énération. C'est par sa fonction que sont prouites la détermination, la constance et la ersévérance. Il se révèle par la persistance qu'il nprime aux autres facultés, et seulement à elles douées d'une puissance, d'une énergie roportionnée aux buts à atteindre. Par exemle, une personne à qui est départie une forte ose de la Fermeté et de la Bienveillance, persévèrera dans les actes de charité; mais diminuez a Bienveillance, et la faculté suivra une autre irection. Que la *Causalité* soit la faculté domiatrice, alors l'individu se complaira et persisera dans les études abstraites.

De sa prédominante énergie résulte l'entêtenent, l'obstination; de sa défectuosité suit une rande difficulté de poursuivre constamment uelque objet particulier, de même qu'une forte nclination à céder aux impulsions ou instigations des aptitudes ou tendances dominatrices.

On trouve de rares développemens de cet organe dans les bronzes ou plâtres du roi Robert Bruce, de Haggart, et chez les Indiens-Américains, où il est prononcé. Il est petit dans ceux de madame H. . . et de Gibson. L'existence en est constatée.

16° *Conscienciosité.*

Cet organe est sis vers les parties postérieures et latérales de la tête, à chaque côté de la Fermeté. C'est par sa fonction que se produisent les sentimens du devoir, de l'obligation morale, les idées du juste et de l'injuste : la justice résulte toujours de ce sens, s'il agit de concert avec les facultés intelligentes. Sa puissante énergie fait qu'on est impérieusement porté à agir équitablement par le seul amour de la justice, et que l'on éprouve un extrême dégoût à voir une action le moindrement rattachée à des principes, à des motifs injustes, répréhensibles. Si l'organe est très-faible on a de la difficulté à percevoir la nature de la justice, et une forte tendance à malverser, en face des tentations de l'intérêt et de l'inclination.

On trouve des développemens notables de cet organe dans les bronzes ou les plâtres du docteur Hette, et de madame H. . ., où il est remarquable. Il est petit dans ceux de Bellinıam, de Haggart et de Gibson. L'existence en ıt reconnue.

17° *Espérance.*

Cet organe est situé en avant de la Conscien- osité, à chaque côté de la vénération. C'est à fonction qu'est dû le sentiment de l'Espé- ınce en général, ou la tendance à anticiper sur ıccomplissement des vœux ou des désirs for- és par les autres facultés. Cet organe exerce sez d'influence sur les caractères religieux, ı'il prédispose fortement à l'exercice de la foi; , à force de porter leurs espérances au-delà la terre, il leur imprime une ferme croyance une vie future.

Les résultats de sa prédominante énergie sont crédulité, la témérité, les spéculations avan- reuses, par l'exagération de tous les avantages pérés; ceux de sa défectuosité sont le désen- antement, le désespoir, la prostration des rces physiques et morales.

On aperçoit un rare développement de cet gane dans le portrait de Raphaël, où il est très illant. Il est peu prononcé dans celui du doc- ur Hette. L'existence de cet organe est bien ıblie.

18° *Merveillosité.*

Cet organe a son siége au-dessus de l'*Idéalité*, en avant de l'Espérance. D'après de nombreuses observations, sa fonction semble être de produire la tendance à croire aux inspirations, aux pressentimens, aux fantômes, etc. , et une disposition à se délecter à l'étonnant, au merveilleux , à l'extraordinaire. Les fictions surnaturelles, les incidens mystérieux, et tout ce qui est en dehors de la nature, font les délices de ceux qui sont doués d'un grand développement de cet organe, qui, d'ailleurs, est encore regardé comme seulement probable.

19° *Idéalité.*

Cet organe est sis immédiatement au-dessus de l'Acquisivité, sur lequel il s'élonge en avant depuis la Circonspection. De sa fonction résulte le sentiment du beau idéal, de la perfectibilité ; l'inspiration et l'élévation de toutes les idées conçues par l'esprit, jusqu'à la perception sentie du parfait , de l'exquis : d'où l'exaltation, l'enthousiasme.

Sa puissante énergie se révèle par une forte tendance à embellir tous les objets naturels d'ornemens et de qualités exagérées en tout genre. C'est à cette faculté qu'est dû le ravissement, l'extase poétique. Sa grande défectuosité entraîne l'inélégance, la simplicité d'esprit, la vulgarité.

Les autres facultés de l'esprit sont par elle élargies, dilatées et dirigées vers des objets d'une nature élevée, pure et raffinée.

On aperçoit de notables développemens de cet organe dans Milton, Shakspeare, Raphaël, Wordsworth, Haydn, Voltaire, Racine, et Byron, où il est très ample. Il est peu développé dans M. Hume, Bellingham, et Haggart. L'existence en est constatée.

20° *Gaîté.—Esprit–Caustique ou de Saillie.*

Cet organe est sis aux côtés du front, entre la *Causalité* et l'Idéalité. Selon Spurzheim, c'est par son influence que se produit le sentiment du badin, du comique, du bouffon ; entraînant, s'il est énergique, une presque irrésistible disposition à tout envisager sous ce point de vue, tandis que le docteur Gall y voit le trait intellectuel prédominant chez Rabelais, Cervantes, Boileau, Swift, Sterne et Voltaire.

Cette faculté conduit nécessairement à la satire, pourvu qu'elle se combine avec la Combattivité et la Destructivité ; de même qu'à la raillerie, au badinage, si elle se joint à la Secrétivité : l'une produisant le coloris badin, folâtre ; l'autre fournissant la finesse, la ruse constitutive de l'adroite et délicate raillerie.

On trouve des développemens remarquables de cet organe dans les portraits, bronzes ou plâtres de Sterne, de Voltaire, et de Henri IV, où il est proéminent. Il est petit dans ceux de sir J. E. Smith, de M. Hume, et chez les Indous. L'existence en est constatée.

21° *Imitation.—Mimique.*

Cet organe est placé à la partie supérieure antérieure de la tête, à chaque côté de la Bienveillance. C'est de sa fonction que relève le talent de l'imitation en général. Il est tout-à-fait indispensable à l'artiste et à l'acteur. Pour l'éminent succès de ce dernier, il doit se combiner avec une large dose de la Secrétivité, faculté qui le rend apte à dissimuler avec bonheur son réel caractère, pour revêtir celui du personnage qu'il représente. Toutefois un ample développement de ces deux organes ne lui suffit pas pour rendre avec un égal succès tous les caractères quels qu'ils soient. Il lui faut en même temps posséder énergiques les facultés qui constituent les points saillans, les traits dominans dans le caractère de l'individu qu'il représente. S'agit-il, par exemple, d'un personnage emporté, fougueux et colérique, il lui faut bien développés les organes de la Combattivité et de la Destructivité; pour un individu caractérisé par l'envie et la malveillance, il a besoin au même degré des organes de l'Estime-de-Soi, de l'Approbativité et de la Destructivité, organes constitutifs d'un tel caractère, supposé faibles la Bienveillance et la Conscienciosité. Il n'est cependant pas nécessaire que chez lui ces deux dernières facultés soient défectueuses ; elles peuvent même être aussi puissantes que les autres, sans qu'il en soit moins propre à faire les rôles caractérisés par des sentimens bienveillans et consciencieux, que ceux d'une nature contraire.

Plusieurs animaux possèdent aussi cette faculté (1), dont les manifestations apparaissent frappantes chez quelques-uns d'entr'eux, qui savent imiter les cris de certains autres, dans le but de les attraire, afin de les dévorer plus à leur aise. Le singe, la perruche, et divers oiseaux chanteurs nous fournissent des exemples familiers et quotidiens de sa perfection.

On en aperçoit de rares développemens dans Raphaël, Clara Fisher, et uniformément chez les artistes et les comédiens qui se sont distingués par leurs facultés, leurs puissances imitatives ou mimiques. Son existence est reconnue.

ORDRE II.

FACULTÉS INTELLECTUELLES.

La nature des *Facultés Intellectuelles* est de communiquer à l'homme et aux animaux la connaissance de leur propre existence, et de leur

(1) Peut-être cette faculté eût-elle dû, comme la Bienveillance, être classée parmi celles que l'homme possède en commun avec les animaux, vu que plusieurs en sont doués. On l'a cependant placée ici, pour empêcher la confusion, en changeant le classement actuel, suivi dans les ouvrages les plus approuvés sur la Phrenologie, et d'après lequel sont marqués les nouveaux bustes.

donner jour sur le monde extérieur, afin de percevoir les qualités et les relations des objets naturels. Comme on l'a observé plus haut, c'est en elles que consistent les *Sens Externes*, les *Facultés Perceptives* et les *Facultés Réflectives*.

GENRE I — SENS EXTERNES.

Les Sens externes sont des espèces particulières d'appareils destinés à mettre l'homme et les animaux en communication avec le dehors. Quoique la manifestation de l'intelligence ou de l'esprit n'en relève pas directement, puisqu'ils ne forment pas les idées, ils n'en sont pas moins d'une nécessité indispensable à l'action, comme à la perfection des facultés perceptives internes : en effet, ils servent à livrer passage aux connaissances, et sont les pourvoyeurs des organes internes. Les Sens externes sont diversement adaptés au contact immédiat des êtres ou objets extérieurs ; mais la perception et des qualités physiques et des rapports de ces êtres émane, non des sens externes, mais du cerveau ; effectivement, la puissance de percevoir ces qualités et ces rapports n'est pas dévolue aux sens externes seuls, mais conjointement à la finesse, à la vivacité de ces mêmes sens, et au volume comme à l'énergie des organes cérébraux internes. Les sens externes sont : 1° le *Tact* ou *Toucher* ; 2° le *Goût* ; 3° l'*Odorat* ; 4° l'*Ouïe* ; 5° la *Vue*.

GENRE II. —FACULTÉS PERCEPTIVES.

Le rôle départi aux Facultés Perceptives est de prendre connaissance de l'existence et des qualités des objets extérieurs.

22° *Individualité.*

Cet organe est sis au milieu de la partie inférieure du front. Son grand développement se reconnaît à la largeur de l'espace entre les sourcils. De sa fonction émane le désir de connaître les objets simplement comme tels, abstraction faite de leurs usages, qualités ou propriétés. Il est la base du talent propre au genre d'observation qui ne comprend, n'embrasse que les êtres ou objets spécifiques, et est par là même indispensable pour le génie des sciences telles que la botanique, la minéralogie, et l'anatomie; sciences où abondent le genre de connaissances sur lesquelles peut s'exercer la faculté.

On aperçoit de notables développemens de cet organe chez les Français, où il est généralement remarquable. Il est médiocre chez les Anglais, et petit chez les Ecossais. L'existence en est reconnue.

23° *Configuration.*

Cet organe a son siége vers le milieu des lames orbitaires de l'os frontal, à chaque côté de la *crête de coq*. Son étendue est indiquée par l'écartement des yeux. Sa fonction est de juger de la configuration en général. Il est essentiel à ceux qui se livrent aux arts d'imitation : il rend le peintre habile à distinguer et à saisir les différens contours des traits et des physionomies en général, et, par cette même raison, il est de la plus grande importance pour le minéralogiste.

On trouve cet organe préominent dans les bronzes ou plâtres du roi Georges III, et dans ceux des crânes Chinois. L'existence en est reconnue.

24° *Etendue.*

Le siége de cet organe est au bord interne du sourcil. Sa fonction est d'apprécier l'étendue en général. Il donne le talent de la perspective, e est d'une haute importance pour le paysagiste L'individu chez qui l'organe est ample, juge d l'espace avec une étonnante précision. Il es dans l'armée des officiers si éminemment doué de cette puissance, qu'ils jugent instantanémen jusqu'où vont s'étendre leurs rangs, tandis qu d'autres en sont au même degré dépourvus.

On trouve cet organe remarquable dan Brunel, Williams, et Douglas. L'existence n'e est admise que comme très-probable.

25° *Pesanteur, ou Résistance.*

Cet organe a son siége vers le bord interne du sourcil, entre l'étendue et le *Coloris*. Sa fonction semble être de donner le pouvoir de juger entre la pesanteur ou la résistance des corps, et leurs autres qualités ou propriétés. Il est essentiel pour le génie de la mécanique, et rend l'individu apte à juger du temps et de la résistance dans cette branche des sciences exactes. « La faculté, en forte dose, se révèle par l'aptitude pour le génie du machiniste, par des talens dynamiques, par la connaissance et l'application des forces mécaniques » : et c'est probablement à elle qu'est due l'intelligente adaptation des mouvemens animaux aux lois de l'équilibre.

On trouve cet organe proéminent dans Brunel et sir Isaac Newton. Son existence est à l'état de grande probabilité.

26° *Coloris.—Sens du rapport des Couleurs.*

Cet organe a son siége au milieu de l'arcade sourcillière, entre la pesanteur et l'*Ordre*. Son grand développement rend cette partie très-saillante, ou lui donne un aspect arqué. C'est de sa fonction qu'émane la faculté de percevoir les couleurs, et de distinguer leurs différentes nuances, faculté qui ne relève pas de la bonté ou de la perfectibilité de l'organe visuel : puisque tels qui sont doués de la plus parfaite vision, se trouvent néanmoins très-dépourvus de la faculté de distinguer les couleurs ; tandis que d'autres, dont la vue n'est rien moins que remarquable pour la finesse ou la pénétration, la possèdent à un éminent degré.

D'une ample dispensation de cet organe résulte la passion des couleurs, l'amour des fleurs, le goût de la peinture, des émaux, des teintes, etc. On le voit proéminent dans les portraits de Rubens, de Rembrandt, de Titien, de Salvator Rosa, et de Claude-Lorrain, où son grand volume est indiqué par la courbure du sourcil ; et dans les bronzes ou plâtres de sir Henri Raeburn, de Wilkie, et de Haydn par la grande et remarquable saillie de ce même endroit du sourcil. Son existence est hors de doute.

27° *Localité.*

Cet organe est sis un peu au-dessus du sourcil, à son bord externe. De sa fonction émane la faculté de reconnaître les lieux antérieurement vus ou décrits, et de rappeler le souvenir des localités en général. L'écrivain qui en est doué possède le talent précieux de décrire et de présenter à l'esprit, dans tous les genres, des conceptions vives, des tableaux ou des sites animés, saisissans et pittoresques. Combiné avec l'Individualité, il inspire le goût des voyages; il est essentiel au *topographe*, au géographe, à l'astronome et au paysagiste. Beaucoup d'oiseaux émigrent par l'excitation de cet organe.

On en aperçoit des développemens remarquables dans Kepler, Galilée, Newton, Tycho, Descartes, Walter Scott, et le capitaine Cook. L'existence de cet organe est dûment constatée.

28° *Calcul, Sens du rapport des nombres.*

Cet organe est situé un peu vers le bord de l'angle externe de l'œil. Son grand développement s'annonce, tant par l'ampleur de cette partie, que par une dépression du sourcil, ou par une protubérance à l'angle externe de l'orbite. C'est par sa fonction que se produit le talent du calcul en général. L'arithmétique, l'algèbre, et les logarithmes en sont une conséquence immédiate; mais les autres branches des mathématiques n'en sont point les simples résultats.

On voit cet organe remarquable dans les portraits d'Euler, de Kepler, de Laplace, de Gassendi, etc.; et dans Georges Bidder, Humboldt et Colburn. Son existence est hors de doute.

29° *Ordre.*

Cet organe a son siége en dehors du sourcil, entre le Calcul et le Coloris. C'est de sa fonction que dérive l'amour instinctif de l'ordre, et du bon arrangement en général. On remarque chez les femmes éminemment douées de cet organe, le grand plaisir que leur procure le méthodique arrangement de leur intérieur domestique, et la peine non moins grande et sentie que leur cause la vue de quelque chose en désordre, ou hors de place.

L'idée des classifications et des inductions philosophiques ne relève pourtant pas de cet organe; elle est le produit des facultés réflectives, qui en perçoivent les rapports et les dépendances. Cette faculté de l'ordre n'atteint que l'arrangement des objets dans leurs rapports matériels ou physiques. L'existence de cet organe est seulement admise jusqu'à plus ample informé.

30° *Eventualité.*

Cet organe est sis vers le bas du front, au-dessous de la Comparaison, et au-dessus de l'Individualité (1). Sa fonction semble être de prendre connaissance des occurrences actives, des faits ou évènemens fortuits de la vie. Les individus

(1) M. Combe décrit ainsi cet organe, en le distinguant de l'individualité. « Un cheval en repos peut être envisagé comme un objet de pure existence; et, comme tel, il est l'objet propre de l'*Individualité*. Mais ce cheval croît de la naissance à la maturité: ses poumons fonctionnent, son sang circule, ses muscles se contractent; de plus il

qui ont l'organe amplement développé, sont très-attentifs à tout ce qui se passe autour d'eux, aux phénomènes, aux événemens ou aux faits; ils ont la passion de l'histoire, des anecdotes; sont curieux et questionneurs, désireux de s'instruire dans toutes les branches des sciences naturelles. Cet organe est favorable au talent des détails, et des affaires d'une nature pratique: aussi est-il essentiel aux praticiens en droit et en médecine.

31° *Temps.*

Cet organe a son siége au-dessous de la *Causalité* et de la gaîté, sur une ligne passant entre ces deux dernières. De sa fonction résulte le pouvoir d'apprécier le temps et les intervalles en général. Il nous rend aptes à juger du laps de temps écoulé depuis une époque particulière quelconque; il donne à l'instrumentiste la faculté de l'observer avec précision; il favorise le talent de l'harmonie et de la versification.

32° *Tons. — Sens de l'Harmonie.*

Le siége de cet organe se trouve aux parties latérales du front, aussi rapproché que possible

marche, trotte ou galoppe; ce sont là ses phénomènes actifs, et dont l'*Eventualité* prend connaissance. L'*Individualité* atteint les genres de connaissances indiqués par les noms; tandis que l'*Eventualité* se familiarise avec les occurrences ou les faits désignés par les verbes.»

du temps, et sur une ligne commune. Son grand développement se reconnaît, ou à sa forme pyramidale, ou à l'ampleur et à la rotondité des parties latérales du front. La constatation exacte de son étendue offre d'assez grandes difficultés à l'observateur débutant ; mais il ne tarde pas à acquérir de l'habileté pour en discerner les divers degrés de développement, en comparant entre elles les têtes d'individus doués de talents opposés sous ce rapport. C'est à la fonction de cet organe qu'est due la perception de la mélodie, qui ne relève pas, comme on le pourrait croire, de la justesse, de la perspicacité de l'organe de l'ouïe, que beaucoup de gens possèdent dans une grande perfection, sans pouvoir distinguer les sons harmoniques : le nombre est grand de ceux qui accusent d'éminentes capacités musicales, et chez qui il s'en faut de beaucoup que l'organe de l'ouïe soit d'une grande finesse, ou d'une vivacité remarquable.

Un développement prononcé de cet organe ne constitue pas à lui seul le génie de la musique, lequel résulte de l'indispensable combinaison d'autres facultés avec celle des Tons. Les principales sont : l'Idéalité, la Secrétivité et l'Imitation, qui donnent une juste perception des intervalles, de l'élévation et de l'expression à l'ensemble.

Cet organe est proéminent dans les portraits de Gluck, où il a une forme pyramidale ; dans

Mozzart, Viotti, Tumsteg, Dussek et Crescenti, où il se distingue par l'ampleur et l'arrondissement des parties latérales du front. Son existence est admise sans conteste.

33° *Langage.*

Cet organe a son siége sur la lame osseuse qui forme la voûte de l'œil. Son grand développement se reconnaît à la proéminence ou à la dépression des yeux. La cause de deux états si différens vient de ce que les fibres, étant longues, rejettent l'œil en avant ; d'où la proéminence : au contraire, lorsqu'elles sont épaisses, l'œil se trouve déprimé vers l'angle externe de l'orbite. C'est la fonction de cet organe qui nous fait acquérir la connaissance du langage naturel, et nous départ la faculté de nous servir de signes artificiels, ou de *paroles*.

Cependant cette faculté n'apprend point la signification des mots : celui qui la possède énergique peut se meubler la mémoire de divers morceaux ou passages quelconques, sans en bien connaître le sens, ou sans qu'ils éveillent ou excitent aucune émotion dans son esprit, si ses facultés intellectuelles sont faibles. La reconnaissance et le sentiment de ces significations ou émotions sont entièrement dévolues aux autres facultés.

La prédominance de cet organe se révèle par

une excessive verbosité, soit en parlant, soit en écrivant ; et, jointe à de faibles facultés réflectives, par le décousu et l'inélégance du style ; dans la conversation, par une fréquente redite des mêmes phrases, soient-elles de la plus facile compréhension, et par une tendance continuelle à parler, pratiquée avec une telle loquacité, une telle volubilité de langue et une telle absence de réflexion, qu'on semble parler uniquement pour le plaisir d'articuler. De sa grande faiblesse résulte une extrême difficulté pour la communication de nos idées à autrui, faute d'expression : d'où le bégaiement, l'ânonnement, l'hésitation, la fréquente répétition des mêmes mots ; la maigreur où la sècheresse de style dans la composition.

On aperçoit de notables développemens de cet organe dans les bronzes, plâtres ou portraits de sir J. E. Smith, de Humboldt et de Voltaire. Il est petit dans le masque de Fraser. Son existence est dûment attestée.

Distinction entre les fonctions des autres Facultés Intellectives et l'Individualité.

Il convient ici de noter la distinction qui existe entre les autres Facultés Intellectives et celle de l'Individualité. Il est bon de remarquer que les Facultés de la Configuration, du Coloris et de l'Etendue, prennent purement et simplement connaissance de ces mêmes qualités, dans un état isolé, telles qu'elles existent dans un objet ; elles ne constituent point l'objet comme ensemble, mais simplement comme possédant ces qualités. Il est donc besoin d'une faculté qui combine ces qualités, et en forme une simple conception intellectuelle ; et cette faculté est l'*Individualité*. Par exemple, en regardant un cheval, nous n'observons pas la forme, la couleur, et l'étendue, comme des qualités séparées, mais nous avons une conception mentale simple dans laquelle ces qualités se trouvent combinées : l'*ensemble de l'animal*. De même, en voyant une armée, nous ne les envisageons pas non plus, ainsi que le nombre et l'ordre, d'où naissent les idées de pluralité, d'arrangement, et de hiérarchie, comme des qualités séparées. Elles sont toutes combinées par l'Individualité, et alors nous avons une simple conception intellectuelle : *une armée*.

L'Individualité combine donc en une conception individuelle l'agrégation des qualités d'un objet, ou bien tous les objets dont les autres facultés Intellectives ont pris connaissance : cette conception est alors regardée et énoncée comme un être simple, sans aucun rapport à ses qualités séparées.

GENRE III.—FACULTÉS RÉFLECTIVES.

Le propre des Facultés Réflectives est de produire les idées de relation. Elles constituent ce qu'on appelle *Raison* ou *Réflexion*.

34° *Comparaison.*

Cet organe est sis au milieu du front, au-dessus de l'Eventualité. Par sa fonction se produit la faculté de percevoir les ressemblances et les analogies. L'esprit en reçoit une tendance prononcée à comparer les choses entre elles, et à démêler des ressemblances, des similitudes entre les objets ou les idées : la faculté, à grand développement, prédispose l'individu à l'emploi des figures dans ses écrits et dans ses discours.

Cet organe apparait saillant dans les portraits, les bronzes ou plâtres de Pitt, de Roscoe, de Raphaël, de Burke, de John Bunyan, et dans M. Hume. L'existence en est constatée.

35° *Causalité.*

Cet organe a son siége dans le front, à chaque côté de la Comparaison. C'est de sa fonction qu'émane l'idée de *Causalité*, ou de liaison entre la cause et l'effet, et celle de leurs diverses relations et dépendances. De cette faculté émane une puissante perception de conséquences logiques, principale source de l'esprit philosophique, du talent d'induction, indispensable pour le succès dans les études abstraites.

De sa prédominance jointe à la Comparaison et à l'Individualité faiblement accusées, résulte une forte tendance à se lancer dans les spéculations, les utopies, sans envisager convenablement sur quels faits, sur quelles circonstances elles se basent, et jusqu'où peut s'étendre leur application aux réalités de la vie. Sa défectuosité entraîne une superficialité intellectuelle, et une extrême difficulté dans l'appréhension de toute science abstraite, voire dans ses formes les plus simples.

Cet organe apparait saillant dans les portraits et les bustes de Bacon, de Kant, de Locke, de Voltaire, de J. J. Rousseau, de Thomas Brown, et dans les masques de Haydn, de Brunel, de Burke, de Franklin, et de Wilkie, où il se trouve largement développé. Il est médiocre dans Pitt et sir J. E. Smith, et très-défectueux chez les Caraïbes et les Nouveaux-Hollandais. L'existence de cet organe est des mieux établie.

Modes d'activité des Facultés.

On voit par ce qui précède que la Phrénologie ne comprend pas au nombre des facultés ou puissances mentales les faits particuliers que les métaphysiciens y ont classés mal à propos, à savoir : la *Perception*, la *Conception*, l'*Imagination*, la *Mémoire* et le *Jugement* (1).

A l'égard de ces faits, elle nous enseigne qu'ils ne sont rien autre chose que des modes divers d'activité des Facultés Intellectives et Réflectives. Ainsi la Perception, sous ce point de vue, est le plus faible degré d'activité de ces facultés ; elle consiste uniquement dans la connaissance qu'elles prennent des objets quand ceux-ci s'offrent à elles : d'où il suit que la perception est plus ou moins parfaite, selon la force ou la faiblesse des facultés auxquelles est départie la connaissance de ces mêmes objets, chacune des facultés recevant l'impression de son objet avec une vivacité, une justesse et une intensité proportionnelles à sa propre énergie.

La Conception est un plus haut degré d'activité de ces mêmes facultés que la Perception ; c'est par elle que les objets absens sont rappelés dans l'esprit.

L'Imagination est le plus haut degré d'activité des mêmes facultés ; elle consiste dans une

(1) Ces cinq faits ou attributs généraux, embrassent les divers degrés d'activité des Facultés Intellectives et Réflectives ; ceux des Penchans et des Sentimens seront considérés ci-après. Il est inutile dans ce précis de faire mention des autres faits intellectifs traités par les métaphysiciens.

conception vive et passionnée des objets atteints par ces mêmes facultés, dans toutes les variétés de combinaison possible. La seule différence notable qu'il y ait entre la Conception et l'Imagination, c'est que celle-là est une froide et méthodique représentation pour soi ou pour autrui des choses absentes; tandis que celle-ci est la reproduction vive et animée des mêmes choses, non pas seulement d'après les formes et les arrangemens de la nature, mais selon de nouvelles combinaisons, émanées de l'esprit lui-même.

C'est donc une opinion erronée, que celle qui fait de l'imagination un attribut particulier au poète, puisqu'elle se peut manifester aussi puissante chez le mathématicien, l'artiste, ou le métaphysicien, que chez le poète.

La Mémoire est un mode particulier d'activité des mêmes facultés, consistant à retracer plus ou moins fidèles les impressions, dans l'ordre suivant lequel elles furent perçues, avec la connaissance de leur préexistence dans l'esprit. Il y a donc autant de sortes différentes de Mémoires, qu'il y a de Facultés Intellectives et Réflectives. Aussi avons-nous des faits rappelés dans l'esprit par l'individualité; des airs, par l'organe des tons; des nombres, par l'organe du calcul, etc., etc.

Quant au jugement, c'est, dans le sens métaphysique, le rapport perçu entre deux idées distinctes ; il émane des seules Facultés Réflectives, quoiqu'on puisse dire en un sens qu'il relève aussi des Faculté Intellectives. L'organe de l'*Etendue*, par exemple, de même que celui des *Tons*, en tant qu'ils perçoivent, l'un les différences d'espace, l'autre, celles des airs, peuvent, non pas sans raison, être réputés *jugeant* de ces mêmes différences. Toutefois l'acte de tirer des inductions à l'occasion des idées fournies par les Facultés intellectives, et de percevoir les dépendances des phénomènes, est exclusivement dévolu aux Facultés réflectives, et constitue, à proprement parler, le jugement.

On peut donc inférer, comme on le fait communément, que l'individu qu'on voit observer strictement la loi morale naturelle, et conduire judicieusement ses affaires, possède *un bon et solide jugement*, dans le sens populaire attaché à ce terme, qui, alors, comporte une acception plus étendue que dans son sens métaphysique ; mais de cette seule conduite on n'est pas autorisé à conclure qu'il est doué de puissantes Facultés Réflectives, bien que tel puisse être le cas. Des Sentimens Supérieurs à grand développement, et l'Individualité, même médiocre : voilà tout ce qu'il faut pour expliquer ce caractère. Certes, les Facultés Réflectives sont requises pour indiquer une ligne de conduite honnête, irréprochable ; mais ce sont les aptitudes, les tendances morales de l'individu qui lui en suggèrent l'adoption.

Aussi l'individu, à qui la nature a parcimonieusement départi ces mêmes aptitudes ou tendances, mais qui jouit d'énergiques Facultés Réflectives, est-il en grand danger de faillir, de malverser, de se compromettre, sous l'instigation de tentations particulières. En effet, bien que sa forte intelligence lui signale la convenance d'agir d'une manière consciencieuse, s'il n'a pas l'aptitude, la disposition morale voulue pour ce faire, il est très-enclin à se laisser égarer par ses égoïstes penchans dominateurs; et quoique, à proprement parler, cet individu soit doué d'un solide jugement, il en est, dans l'acception populaire usuelle de ce terme, très-dépourvu. Ainsi en fut-il de l'illustre lord Bacon, qui, bien que doué du plus transcendant intellect, offrait le triste spectacle d'une rare dépravation morale.

II. — DES PENCHANS

ET DES SENTIMENS.

Il suit évidemment de tout ce qui précède, que les Facultés Intellectives et Réflectives peuvent être mues ou mises en jeu par un effort de la volonté ; ou peut-être, pour parler plus justement, quelles sont elles-mêmes la volonté et entrent en action par quelque effort particulier à elles propre ; mais il n'en peut pas être de même des Penchans et des Sentimens. Nous ne pourrions, par exemple, éprouver les émotions du *Courage*, de la *Crainte*, de la *Compassion* ou du *Sublime*, uniquement parce que nous les voudrions éprouver ; il faut, pour ce faire, la présence des objets propres à les exciter, à les réveiller. Ainsi l'opposition est la cause motrice de la Combattivité, et le Courage est l'effet produit. L'approche du danger agit de même sur la Circonspection, d'où la Crainte ; un être souffrant et malheureux faisant appel à la Bienveillance, commande à la Compassion ; et tout ce qui est grand et noble, affectant l'Idéalité, fait naître les sentimens, les élans, les essors qui constituent le sublime.

Il est bien vrai qu'on éprouve parfois involontairement des émotions diverses, telles que la peur, ou une crainte révérencielle, sans la présence des objets propres à exciter, à faire naître ces sentimens. Alors il les faut attribuer à une surexcitation des organes qui leur sont dévolus, surexcitation résultant fréquemment de causes absolument ignorées. Si elle s'accroît outre mesure, les organes contractent une action, une activité morbide, anormale, et, par une suspension momentanée du jugement envahi, ils incitent, déterminent une ferme croyance aux apparitions, aux êtres fantastiques qu'ils ont évoqués : ce qui constitue la *Folie*, l'*Aliénation mentale*.

Il est donc évident qu'il peut y avoir, et qu'il y a naturellement diverses espèces de *Folie*, suivant les organes affectés. Par cette doctrine, tous les phénomènes de la Folie s'expliquent de la manière la plus claire et la plus satisfaisante.

CONSIDÉRATIONS GÉNÉRALES.

EXAMEN ULTÉRIEUR DES PRINCIPES.

Applications pratiques.

Avant d'aborder cette matière, nous ferons observer ici que les facultés mentales précitées ne peuvent jamais, par les circonstances du dehors, être modifiées au point de donner à l'individu un caractère totalement différent de celui que ces mêmes facultés conduiraient à supposer qu'il tient de la nature. En effet, les individus nés avec de fortes dispositions à la cruauté, à l'avarice, à la bienveillance, ou à la vanité, auront et manifesteront toute leur vie les mêmes penchans ou aptitudes, quelque importantes, quelque étendues que soient les modifications qu'y auront apportées l'éducation et l'exemple : ces deux dernières ne pouvant jamais rendre éminemment énergiques des dispositions ou aptitudes naturellement faibles.

Supposons, par exemple, un individu éminemment doué des facultés ou forces mentales qui constituent le génie : nous disons qu'elles se manifesteront toujours, nonobstant les désavantages d'une position où elles ne peuvent être convenablement cultivées, ou malgré les efforts tentés en vue de les anéantir. La force ou la puissance du génie proclame toujours sa supériorité, se fait jour en définitive, et resplendit de son lustre natif, quelques efforts qu'on ait faits pour l'éteindre, l'étouffer. En jetant un coup-d'œil rétrospectif sur les vies des poètes, des peintres et des artistes dans tous les siècles, nous en voyons des exemples frappans.

Pour ce qui est de l'activité et de la puissance des organes, il s'en trouve parfois qui, sans être amplement développés, jouissent néanmoins d'une grande activité; mais il reste toujours constant que les organes d'une puissance supérieure ont la plus grande tendance naturelle à l'activité, probablement à cause du stimulus à eux communiqué par leur plus fréquente mise en jeu que les autres.

Nous avons dit précédemment que toutes les personnes ne possèdent pas la même constitution ni la même qualité de cerveau : il va sans dire que cette circonstance doit apporter quelque différence dans l'énergie avec laquelle fonctionnent deux cerveaux égaux en volume, mais différens sous les rapports, et de la constitution, et de la qualité. Le moyen d'apprécier et de constater ces différences, nous est fourni par les tempéramens qu'on distingue en *lymphatique*, *sanguin*, *bilieux* et *nerveux*.

Le tempérament *lymphatique* a pour indices : l'arrondissement général et la mollesse des tissus, la blancheur et la transparence de la peau, une circulation languissante et une faible activité vitale. Le cerveau se ressent du manque général d'énergie, et ses manifestations sont proportionnellement faibles.

Le tempérament *sanguin* s'anonnce par des formes et des contours bien dessinés avec un embonpoint modéré ; par la fermeté des chairs ou *muscles* ; par une chevelure châtain-clair, des yeux bleus, un teint frais et coloré : le tout accompagné d'une circulation très-active. jointe à l'amour de l'exercice. Le cerveau participe de l'activité générale du système, et est très-actif.

Le tempérament *bilieux* se distingue par une grande fermeté de chairs, une peau rembrunie ou bronzée, une noire chevelure, des traits expressifs, des contours heurtés et fortement accusés ; et par l'intense activité du cerveau et du système en général.

Le tempéramment *nerveux* se distingue par des formes délicates, des muscles grêles, un teint pâle, des cheveux blond-clair, la peau fine, une circulation et des mouvemens musculaires rapides, avec une santé souvent délicate. Le système nerveux est doué d'un haut degré d'activité ou de sensibilité, de laquelle participe le cerveau, dont les manifestations sont éminemment actives.

Mais ces tempéramens sont très-rarement purs : on les trouve presque toujours mélangés, confondus. Les mélanges les plus ordinaires sont le *sanguin-lymphatique*, le *nerveux-lymphatique*, et le *nerveux-bilieux*.

Ainsi, pour apprécier et juger les manifestations intellectuelles des individus, la nature de leurs tempéramens doit être prise en sérieuse considération : car ils affectent très-notablement le degré d'énergie et d'activité avec lequel les différens cerveaux manifestent leurs fonctions. Mais il est des cerveaux plus actifs que d'autres par des causes absolument ignorées ; puis un ou même deux organes accusent quelquefois, bien qu'assez rarement, un degré d'activité en disproportion avec les autres organes du même cerveau : circonstance due probablement à quelque surexcitation interne, analogue à celle qui rend parfois un nerf, l'auditif, par exemple, plus vif et plus subtil dans ses perceptions que ceux des autres Sens Externes.

La combinaison particulière d'organes à grand développement, la plus propre à imprimer une tendance à l'activité générale du cerveau, résulte ordinairement d'un grand développement de la Combattivité, de la Destructivité, de l'Acquisivité, de l'Approbativité, de la Fermeté et de l'Espérance ; une tendance opposée est naturellement le résultat de l'infériorité de ces mêmes organes, avec développement prononcé de la Bienveillance et de la Vénération.

Quiconque veut faire des observations phrénologiques, après avoir acquis une connaissance générale des siéges et des fonctions des organes, doit débuter par l'étude du développement général et de la configuration des têtes (se rappelant toujours que l'idiotie est l'invariable conséquence d'un trop incomplet développement du cerveau), puis continuer par celle des trois ordres d'organes et de leurs proportions respectives. Après s'être rendu ces choses familières, on pourra procéder à l'observation d'organes distincts, en remarquant, à mesure qu'on avance, comment les manifestations mentales cadrent avec le développement cérébral, et n'oubliant jamais que ce n'est pas la simple proéminence qu'il s'agit de rechercher, mais les réelles dimensions des organes.

Quant à la constatation des dimensions des organes, l'étendue consistant, soit en longueur soit en largeur, ou en l'une et en l'autre, doit se constater de deux manières différentes. La longueur d'un organe s'évalue par sa distance depuis la *Moëlle-Allongée* (où convergent tous les organes), jusqu'à la périphérie, et peut se mesurer à partir de l'oreille, qui se trouve à peu de chose près vis-à-vis de ce corps. Pour la largeur de ce même organe, elle s'apprécie par son expansion périphérique.

On ne peut guère se servir d'instrumens pour arriver à la constatation rigoureusement précise des dimensions des organes. Il y a, il est vrai, les *Callipers*, et le *Craniomètre :* ce dernier mesure depuis la Moëlle-Allongée, et peut servir, en tant qu'il constate la longueur de la fibre, mais sans indiquer sa largeur, qu'il faut apprécier à l'œil ou à la main. Les callipers indiquent purement et simplement l'étendue générale du cerveau : ils ne constatent ni la longueur ni la largeur de la fibre.

Les bustes phrénologiques peuvent être d'un grand secours, en ce qu'ils indiquent les siéges des organes et leurs proportions dans une tête donnée. Quant aux variétés de dimension, il les faut étudier par l'inspection sur un grand nombre de têtes, où de grands développemens puissent être contrastés avec de grandes défectuosités.

L'observateur inexpérimenté est sujet à éprouver de l'embarras pour distinguer les siéges de différens organes dans leurs proportions variées de développement. Il court le risque de se méprendre sur l'étendue d'un organe quelconque, par la grandeur ou la petitesse des organes avoisinans. S'ils sont peu prononcés, l'organe inspecté fait saillie; tandis que, s'ils sont grands, il n'y a pas de protubérance, mais une surface unie. Dans ce dernier cas, l'organe observé peut lui sembler moindre que dans le premier ; bien qu'il soit d'égal volume, ou même supérieur. Il peut encore se trouver embarrassé pour distinguer entre deux organes, dont l'un est très-largement développé, et l'autre petit ; l'organe volumineux poussant quelquefois l'incomplet un peu hors de la place qu'il devrait occuper.

Le seul moyen qui lui reste alors, c'est de bien observer la forme extérieure de l'organe saillant, et de rechercher où gît sa plus grande proéminence, qui en est à peu de chose près le centre.

Pour observer l'aspect et les manifestations d'organes particuliers dans l'état naturel, la manière la plus convenable de procéder est celle qui débute par les organes plus saillans, et qui compare le développement cérébral chez des personnes ayant des dispositions ou aptitudes opposées. Ainsi l'organe de la Circonspection peut être examiné sur deux individus, l'un remarquable par la timidité, la retenue, la prudence ; l'autre caractérisé par la pétulance, l'étourderie, et l'absence de toute crainte. On fera de même pour les autres organes.

Si deux ou plusieurs organes se trouvent à grand développement chez un individu, il n'en faut pas pour cela conclure que ses dispositions soient bonnes ou mauvaises, ou que ses talens affectent telle ou telle direction ; pour ce faire, on doit les comparer avec les autres organes cérébraux de cet individu, et se bien ressouvenir que ce n'est pas la grandeur absolue des organes, ou leur volume par rapport à une tête donnée quelconque, qui détermine la prédominance de talens ou de dispositions extraordinaires ; mais leur dimension proportionnellement à celle des autres organes cérébraux de l'individu observé. Ainsi, dans la tête de l'assassin Gordon, l'espace compris entre les extrémités extérieures des deux Destructivités est moindre que chez Raphaël ; mais, chez Gordon, les organes des sentimens moraux et des facultés intellectuelles étant fort incomplets, la Destructivité se trouve être l'organe le plus largement développé ; tandis que, chez Raphaël, les organes de l'intelligence et ceux des sentimens élevés et moraux accusent un rare développement : aussi l'on voit quelle fut leur influence. Ce fut un homme bienfaisant, d'un caractère doux, aimable ; Gordon fut un ignoble, un atroce meurtrier.

Supposons un individu possédant amplement développés les organes qu'a l'homme en commun avec les animaux, et incomplets ou défectueux ceux des sentimens élevés et de l'intelligence : nous disons que son esprit aura une tendance naturelle vers les plus infimes vocations, comme étant les plus propres à lui assurer la satisfaction de ses facultés dominatrices : d'un développement diamètralement opposé résulte une tendance naturelle vers les poursuites ou vocations d'une nature morale, intellectuelle : les facultés morales et intellectives étant prédominantes.

Chez l'individu doué des organes des penchans brutaux et des facultés intellectuelles à développement à peu près égal, les penchans se laissent gouverner par les facultés intellectuelles, et le sujet recherche les objets de nature à donner satisfaction aux organes amplement développés.

De ce qui précède il résulte que l'individu largement doté des organes de la Combattivité, de la Destructivité, de la Consciencìosité, et de la Bienveillance, doit agir à peu près ainsi : la Combattivité et la Destructivité desquelles seules découleraient nécessairement l'attaque impétueuse, téméraire, et une cruauté gratuite, brutale et irréfléchie, se combinant avec deux facultés d'une nature tout-à-fait opposée, se manifestent de manière à ne point blesser ces deux dernières, mais de façon qu'elles soient toutes quatre satisfaites ; l'individu aspirera donc à un emploi dans l'armée, où, en combattant pour la défense de la patrie, elles pourront toutes recevoir leur satisfaction propre. Ou bien, combinées avec une forte intelligence et de puissantes qualités morales, elles pourront suivre une autre direction : l'individu, alors, se pourra livrer à un autre genre de guerre ; mais qui ne demande pas moins de courage, d'audace, et d'ardeur destructive. Ainsi firent Luther, Calvin, John Knox, et d'autres encore, qui se sont érigé les monumens d'une renommée, d'une célébrité éternelle.

Si la Bienveillance et l'Approbativité sont l'une et l'autre prépondérantes, l'individu est naturellement porté à la charité et à d'autres actes de bienfaisance, que, pour satisfaire son Approbativité, il accomplit de la manière la plus propre à s'attirer les suffrages et l'admiration d'autrui. Si à ce caractère se joint une énergique Acquisivité, celle-ci refrène puissamment sa disposition à aider de sa bourse ou de ses biens les objets de sa bienveillance ; mais il est très-assidu, très-empressé à leur prodiguer personnellement des soins officieux, et à user de son crédit et de ses conseils, tant pour les consoler que pour les aider à trouver les moyens d'améliorer leur situation pécuniaire.

Quand l'Acquisivité et la Conscienciosité se contrepèsent, la flouerie ou le vol clandestin, dont s'accommoderait l'Acquisivité, révolte la Conscienciosité ; de sorte que l'individu s'efforce d'atteindre à la possession des biens ou de l'argent par des moyens avouables, licites, en vue de satisfaire l'une et l'autre de ces facultés.

La combinaison de facultés la plus propre à constituer un caractère courageux et prudent, doit résulter d'un ample développement de la Combattivité et de la Circonspection.

La combinaison d'organes qu'il est rationnel de supposer chez les personnes d'un caractère envieux et jaloux, qui, en toute occasion, décèlent une forte tendance à mal parler des autres, à déprécier leurs talens, à censurer leur conduite, ou à porter atteinte à leur réputation, doit être celle résultant de la faiblesse ou défectuosité de la Bienveillance et de la Conscienciosité, jointe à un grand développement de l'Estime-de-Soi et de l'Approbativité, plus une ample Destructivité, source de la haine et de la méchanceté : tel doit être le fond de ces individus.

Le développement égal de tous les organes chez un individu, se doit manifester en le présentant sous différentes phases de caractère, suivant la catégorie des facultés dominatrices du moment. Sa vie se doit passer dans les alternatives du péché et du repentir. Si quelque influence étrangère est amenée à opérer sur lui, sa conduite en est profondément modifiée : si, par exemple, il est soumis à une sévère discipline, à quelque contrainte morale, ce frein pour un temps fera pencher la balance en faveur des sentimens élevés ; s'il est en butte aux sollicitations de camarades débauchés et pervertis, les penchans brutaux ou les propensions animales auront des chances très-probables de triomphe. Maxwell, qui fut exécuté pour crime de vol avec effraction, offre un exemple de cette combinaison. Il réunissait à grand développement les trois ordres d'organes : aussi, tant qu'il fut assujetti à la discipline de l'armée, il maintint une réputation intacte, honorable ; mais, le hasard ayant jeté sur son chemin une bande de voleurs, il adopta leurs pratiques, et se fit pendre.

SUR LES AVANTAGES

DE LA PHRÉNOLOGIE.

La Phrénologie, comme science, n'est pas encore perfectionnée; quelques-uns des organes sis à la base du cerveau gisent hors des atteintes de l'observation. Les fonctions de ces organes sont encore ignorées, et la conjecture ne fait nullement partie du Système Phrénologique. Tous les organes Phrénologiques ne sont donc pas encore établis d'une manière également satisfaisante : les uns le sont au point de rendre le doute impossible ; les autres ont en leur faveur un haut degré de probabilité, et d'autres sont encore incertains. Mais cet état de choses ne saurait durer : la Phrénologie, étant une science toute d'observation, porte en soi les élémens de rénovation et de perfectionnement. Le temps éclaircira ce qui est obscur, rejettera, modifiera ou établira ce qui est encore incertain.

Quant à l'universelle admission de la Phrénologie par la société, s'il est permis de juger par les progrès déjà accomplis, il est probable que le temps n'est pas fort loin, où elle supplantera tout autre système de philosophie mentale, quoique, d'après le *Criterium* de supériorité intellectuelle qu'elle établit, elle doive rencontrer dans tous les temps quelques antagonistes.

Les avantages qui résulteraient de la diffusion universelle des connaissances Phrénologiques sont nombreux : les uns sont généraux, ou se rapportent à la société ; les autres ont un caractère plus particulier et regardent les individus. Le bienfait de la diffusion ou propagation des connaissances Phrénologiques, consisterait pour la société : 1° dans l'établissement d'un meilleur système de philosophie mentale, ou Physchologie, et dans l'inculcation de vues plus claires et d'aperçus mieux définis sur l'état et les opérations de l'esprit humain ; et 2° dans l'application pratique de la Phrénologie en matière de législation, d'aliénation mentale, et d'éducation. La connaissance de la Phrénologie profiterait à tous, parce qu'elle est la seule science qui puisse mettre chacun en état de se connaître soi-même, et qui soit capable de fournir les élémens de lois et de principes pour l'amélioration progressive des capacités intellectuelles des individus et des familles. Et tout cela, elle le peut, grâce à la simplicité de sa nomenclature, et à la nature démonstrative de tous les faits de son ressort.

Sur la législation, sa portée serait immense, en communiquant de justes et saines idées sur la nature humaine, sans lesquelles toutes les prescriptions législatives doivent être dérisoires, absurdes ou funestes.

Elle n'aurait pas une moindre portée sur le traitement de la Folie : en conduisant à de justes idées sur la cause prochaine de cette condition de l'humanité, elle indique la racine du mal, et par conséquent le moyen convenable d'y porter remède.

La Phrénologie influerait sur l'éducation de deux manières : 1° en indiquant quelles facultés ou aptitudes sont naturellement les plus énergiques chez tout individu, et conséquemment les plus dignes d'être cultivées; 2° en montrant l'ordre que suit le développement des facultés, et, par cela même, l'ordre suivant lequel les facultés ou puissances de l'âme doivent être disciplinées.

Enfin la Phrénologie a le pouvoir d'améliorer les capacités intellectives, et chez les familles et chez les individus, en ce qu'elle démontre que la force naturelle des puissances mentales dépend de causes physiques, et que toutes les parties du corps, y compris le cerveau, se transmettant des parens aux enfans, si l'on a égard à certaines conditions, l'être humain est tout aussi véritablement susceptible d'amélioration que les qualités physiques et les instincts de nos animaux domestiques.

FIN.

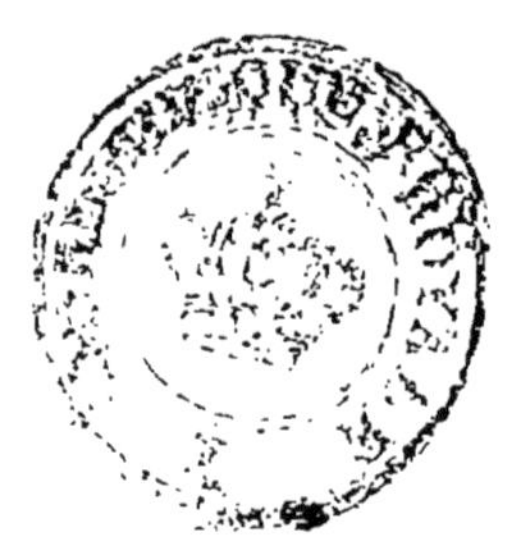

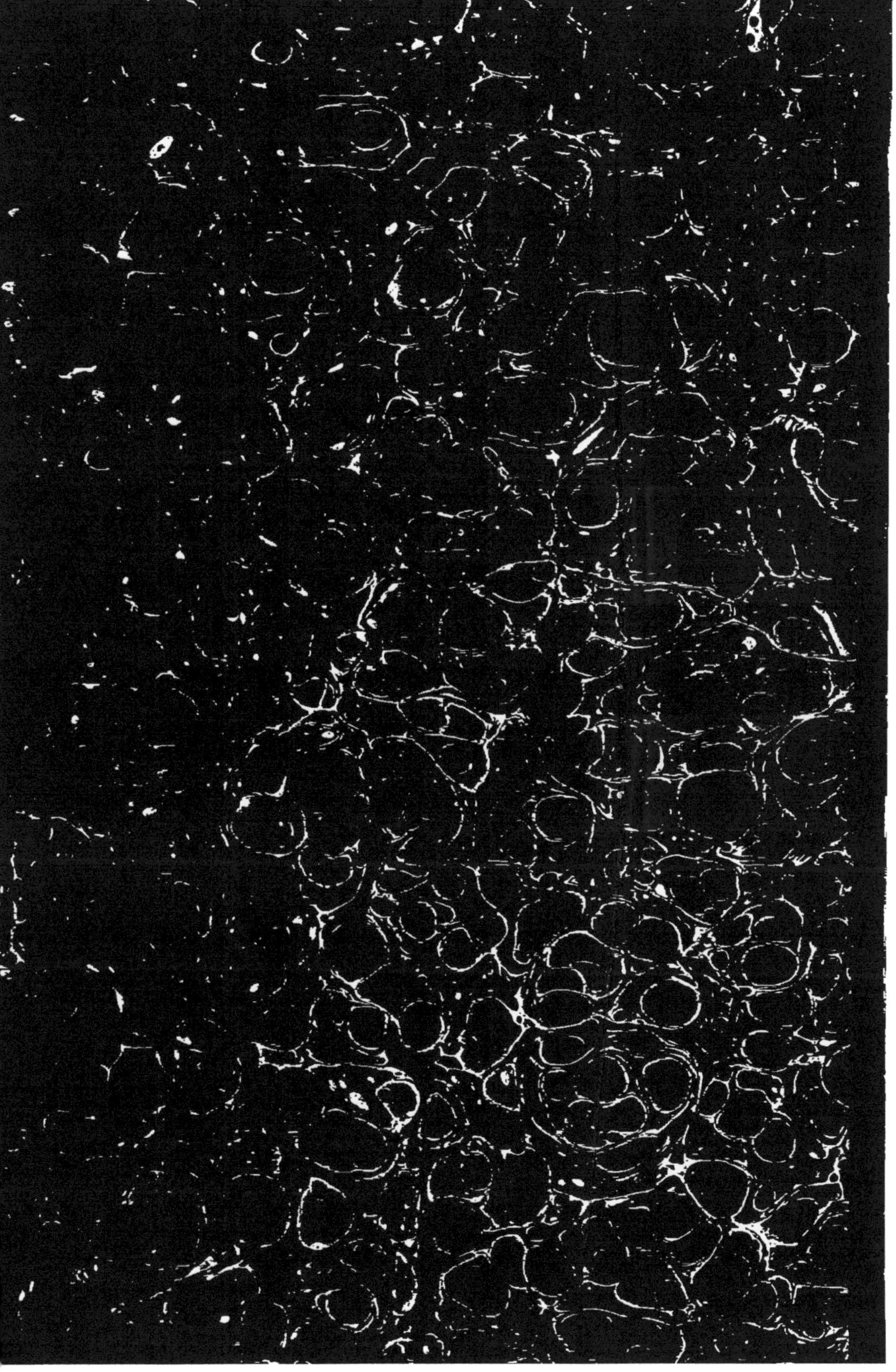

www.ingramcontent.com/pod-product-compliance
Ingram Content Group UK Ltd.
Pitfield, Milton Keynes, MK11 3LW, UK
UKHW020402230726
13925UKWH00003B/1219

9 782013 485593